Freidora De Aire

I0146647

Recetas de freidora de aire asequibles y deliciosas para todas

(El libro de cocina perfecto para freidoras de aire para principiantes y avanzados)

Ayman-Luis Peinado

TABLA DE CONTENIDOS

Remolachas Asadas Con Eneldo

- 1 cucharadita de sal
- 1 cucharadita de pimienta negra
- 6 cucharadas de aceite de oliva
- 8 remolachas, cortadas en rodajas
- 2 diente de ajo picado
- 4 cucharadas de eneldo fresco picado

Precaliente

1. la freidora seleccionando el modo ROAST a 250°C.
2. En un tazón grande, combine todos los ingredientes; revuelva para cubrir bien.
3. Vierta la mezcla de remolacha en la cesta de la freidora de aire y tueste la remolacha seleccionando el modo ROAST a 250°C durante 20 a 25 minutos.

4. Remover para redistribuir y seguir asando las remolachas durante otros 25 a 30 minutos.

Arroz Cremoso De Pollo

- 240 g de mantequilla, cortada en rodajas
- 700g de arroz blanco instantáneo
- 700 ml de agua
- sal y pimienta negra molida al gusto
- 2 lata (6 08 g) de crema de champiñones
- 2 lata (6 08 g) de crema de apio
- 2 lata (6 08 g) de crema de pollo
- 6 pechugas de pollo, cortadas en cubos

1. Engrase ligeramente el molde para hornear de la freidora con aceite en aerosol.
2. En una sartén, mezcle la crema de champiñones, la sopa de apio, la sopa de pollo, el arroz, el agua y el pollo.
3. Mezclar bien.
4. Sazone con pimienta y sal.
5. Cubra con palmaditas de mantequilla.

6. Cubra la sartén con papel aluminio y, durante 60 a 70   minutos, cocine a 250 °C.
7. Déjalo reposar durante 20 minutos.
8. Sirve y disfruta.

Cazuela De Pollo Keto

- 2 cucharadita de cúrcuma
- 2 cucharada de mantequilla
- 2 cucharadita de pimentón
- 2 cucharadita de sal
- 1 cebolla, pelada y picada
- 1 taza de crema
- 2 huevo
- 12 onzas de queso Cheddar, rallado
- 18 onzas de pollo molido
- 10 onzas de tocino, rebanado
- 2 cucharada de harina de almendras
- 1 1 cucharadita de pimienta negra molida

1 1

Método:

1. Tome la bandeja de la canasta de la freidora y úntela con la mantequilla.
2. Coloque el pollo molido en el tazón grande y agregue sal y pimienta negra molida.
3. Añade el pimentón y la cúrcuma y remueve bien la mezcla con la ayuda de una cuchara.
4. Batir el huevo en la mezcla de pollo molido hasta que quede homogéneo.
5. Luego mezcle la crema y la harina de almendras.
6. Coloque el pollo molido en el fondo de la bandeja de la freidora.
7. Espolvorea el pollo molido con la cebolla picada y la mezcla de crema.
8. Luego haga la capa con el queso rallado y el tocino rebanado.
9. Precaliente la freidora de aire a 6 80 grados F (2 96 ° C).
10. Cuece la cazuela de pollo durante 30 a 35 minutos.
11. Cuando la cazuela esté cocida, déjela enfriar brevemente.

12.   Luego sirva la cazuela de pollo.

Crema De Guisantes Y Patatas

- 2 cucharada de nata para cocinar
- 400 ml de caldo de verduras caliente
- Sal y pimienta al gusto
- Aceite de oliva al gusto
- 300 g de guisantes frescos
- 2 patata pequeña
- 2 cebolleta
- 4 hojas de menta

PREPARACIÓN

1. Lavar los guisantes con agua corriente y dejarlos escurrir.
2. Lavar, limpiar y cortar en rodajas gruesas la cebolleta.
3. Pelar las patatas, lavarlas, secarlas con papel de cocina y cortarlas en dados.
4. Lavar y secar las hojas de menta.
5. Unte la cesta de la freidora de aire con aceite de oliva y coloque las patatas dentro.

6. Sazonar con aceite, sal y pimienta, añadir las hojas de menta y cerrar la freidora.

7. Hornear a 280°C durante 00 minutos y luego añadir los guisantes.

8. Continuar la cocción durante otros 20 minutos

9. Cuando termine la cocción, retire las verduras de la freidora de aire y colóquelas en una fuente.

10. Añadir el caldo de verduras y mezclar todo con una batidora de inmersión.

11. Poner la crema de guisantes y patatas en el plato, sazonar con nata para cocinar y un poco de pimienta y servir.

El Hígado "Mariquita"

Ingredientes:

- al gusto Sal y especias
- 300 g de nata agria
- 10 00 gramos de hígado 6 piezas de cebolla
- 300 gr de harina
- Aceite de girasol

Preparación:

1. Hígado congelado lavado y cortado en rodajas 2 ,10 cm × 8 cm
2. grueso. Vierta la harina en un plato plano.
3. ¡Vierta un poco sobre la sartén caliente! aceite de girasol y diseño
4. trozos de hígado, habiendo envuelto previamente cada pieza en harina.
5. los
6. La tarea principal en esta etapa no es freír como en grasa profunda, sino asar el
7. sangre.

8. El primer envío se envía a una sartén profunda . Empezamos a asar el

9. Siguiente.

10.   Cuando el último lote de hígado esté listo, corte la cebolla en 1/2 aros y

11.   freírlo en aceite de girasol en una sartén libre.

12.   Mezcle las cebollas y el hígado en una sartén profunda , agregue la crema agria y el guiso.

Barras De Calabacín Con Tres Quesos.

Ingredientes:

- 1 cucharadita de orégano seco
- 1 cucharadita de ajo en polvo
- 1 cucharadita de perejil seco
- 4 cucharadas de queso parmesano vegetariano rallado.
- 4 calabacines medianos
- 2 cucharada de aceite de aguacate
- 1 de taza de salsa para pasta baja en carbohidratos y sin azúcares añadidos
- 1 de taza de queso ricotta de Grasa entera
- 1 de taza de queso Mozzarella rallado

Direcciones:

1. Cortar 2 pulgada de la parte inferior y superior de cada calabacín.

2. Cortar los calabacines por la mitad a lo largo.
3. Utilice una cuchara para sacar un poco del interior, dejando espacio para el relleno.
4. Pincelar con aceite y poner 4 cucharadas de salsa de pasta en cada cáscara.
5. Mezclar la ricotta, la mozzarella, el orégano, el ajo en polvo y el perejil en un bol mediano.
6. Con una cuchara, introduzca la mezcla en cada concha de calabacín.
7. Coloque las conchas de calabacín rellenas en la cesta de la freidora de aire.
8. Ajustar la temperatura a 350 y freír al aire durante 20 minutos.
9. Utiliza unas pinzas o una espátula para sacarlas de la cesta de la freidora y sácalas con cuidado.

Cubrir Con Parmesano.

INGREDIENTES

- 8 rebanadas de pan tostado
- 6 cucharadas de nueces picadas
- Sal y pimienta al gusto
- 15 pimientos
- 250 g de queso tofu 20 aceitunas negras sin hueso
- 2 cucharada de aceite de oliva

PREPARACIÓN:

1. En primer lugar, precaliente su freidora a 250 °C durante unos 10 minutos.
2. Mientras tanto, lavar los pimientos y quitarles la parte superior.
3. Con una cucharilla, retirar las semillas y los filamentos blancos del interior.
4. Preparar el interior poniendo en una batidora el pan de molde, la cucharada de aceite, las nueces picadas, sal y pimienta.
5. Mezclar todo batiendo.

6. Cortar las aceitunas sin hueso en cubos pequeños.
7. Corta también el queso de tofu en cubos.
8. Con una cucharilla, introducir las aceitunas recién cortadas y la mezcla de pan y almendras.
9. Espolvorear el tofu sobre los pimientos.
10. Coloque los pimientos rellenos en la cesta e introdúzcala en la freidora, y cocine los pimientos durante unos 2 10 minutos.
11. Sirva los pimientos rellenos calientes directamente en los platos.

Tubetti Con Crema De Brócoli Y Patatas

- 2 00 g de nata
- Aceite de oliva virgen extra
- Queso parmesano
- 400 g de Tubos
- 120 g de patatas
- Salas

Para la crema de brócoli:

- 400 g de brócoli

1. Lavar y paladear las patatas bajo el agua corriente, cortarlas horizontalmente y de forma fina.
2. Preparar la placa de cocción de la pasta: llenar una cacerola con agua, añadir un puñado de sal y verter los tubetti: cocer durante 20 a 25 minutos.
3. Para la crema de brócoli: En una batidora, añade el brócoli, que previamente habrás limpiado y picado, y la nata.
4. Mezclar bien.

16

5. Sacar la cesta de la freidora de aire, forrar con papel de horno y rociar con 2 gotas de aceite,
6. añadir las patatas y cocinar durante 28 minutos a 250°. Cuando esté cocido, retire la cesta y añada la pasta, la crema de brócoli y el queso parmesano.
7. Cocer durante 5 a 10 minutos más.
8. Al terminar, todos los ingredientes se habrán combinado bien, creando una extraordinaria mezcla de sabores.
9. El plato está listo.

Palitos De Tostadas Francesas

500 ml de leche al 2 por ciento

2 cucharadita de extracto de vainilla

miel de maple

4 cucharadas de azúcar

8 huevos grandes

28 0 g de copos de maíz Azúcar de repostería, si lo desea

½ cucharadita de canela molida

12 rebanadas de pan tostado Texas del día anterior

1. Corta cada rebanada de pan en tres porciones.
2. Transfiera a un plato sin engrasar de 2 6 x9 pulgadas.
3. Bate los huevos, la canela, la vainilla, el azúcar y la leche en un tazón grande. Untar en pan.
4. Remojar durante dos minutos y voltear una vez.
5. Cubre el pan por todos lados con migas de hojuelas de maíz.
6. Transfiera a un molde para hornear engrasado de 2 10 x2 0x2 pulg.
7. Coloque en un congelador durante unos 90 minutos hasta que esté firme.
8. Transfiera a una bolsa de congelador resellable o a un recipiente hermético y luego guárdelo en su congelador.
9. Usando palitos de tostadas francesas congeladas: Precaliente la freidora a 250 °C. Disponer los palitos en una bandeja engrasada en la cesta.
10. Freír al aire durante 6 minutos.

11. Voltee y continúe cocinando durante 5 a 10 minutos hasta que estén doradas.
12. Si lo desea, rocíe con azúcar glas.
13. Servir con almíbar.

Pollo Al Sésamo

- 2 cucharada de maicena
- 2 cucharada de agua
- 2 cucharadita de jengibre molido
- 2 cucharadita de ajo en polvo
- ½ taza de salsa Hoisin
- ½ taza de salsa de soya
- 2 libra (alrededor de 8 10 8 g) de filetes de muslo de pollo, cortados en cubitos
- 1 taza de fécula de patata
- Sal y pimienta al gusto
- Aerosol para cocinar
- Salsa:
- 4 cucharadas de jugo de naranja
- 4 cucharadas de azúcar moreno

Método:

1. Sazone el pollo con sal y pimienta.
2. Cubrir con fécula de patata.
3. Rocíe con aceite.
4. Freír al aire a 350grados F durante 15 minutos por lado.

5. Cocine a fuego lento los ingredientes de la salsa en una sartén a fuego medio durante 12 minutos.
6. Mezcle el pollo en la salsa.
7. Sirve y disfruta.

Arroz Con Leche De Almendras

120 g de almendras
450 ml de leche
900 ml de agua
120 g de pasas
Una pizca de canela en polvo
240 g de chips de coco
240 g de jarabe de arce
500 g de arroz integral

1. Coloque el arroz en una sartén que se ajuste a su freidora.
2. Agregue el agua, caliente en la estufa a fuego medio-alto, cocine hasta que el arroz esté suave y escurra.
3. Agregue la leche, las pasas, las chispas de coco, las almendras, la canela y el jarabe de arce, y revuelva bien.
4. Introduce en tu freidora y cocina a 250 °C durante 15 minutos.
5. Sirve y disfruta.

Ensalada De Espárragos Asados

- 4 cucharadas de aceite de oliva
- 4 cucharaditas de zumo de lima
- 2 cucharadita de salsa picante
- 4 dientes de ajo
- 2 libra de espárragos cortados y desmenuzados
- 4 pimientos amarillos, cortados y en cubos
- 1 taza de queso parmesano rallado
- ½ de taza de almendras tostadas
- 4 cucharadas de mostaza de Dijon

Método:

1. Precaliente la freidora de aire a 6 90 grados F (2 99 °C).
2. Mezcle los espárragos y los pimientos con 2 cucharada de aceite de oliva.
3. Cocínelos durante 20 minutos en la Air Fryer.
4. Retira del fuego, y añade las almendras, y el queso parmesano.
5. En otro recipiente, mezcla 2 cucharada de aceite de oliva, la mostaza,
6. Combinar los 4 grupos de alimentos, y servir.

Pimientos Rellenos De Queso

2 00 g de queso feta

2 cucharada de aceite de oliva

2 cucharada de perejil

Pimienta sal

2 cucharadita de condimento italiano

½ de cucharadita de ajo en polvo

15 pimientos pequeños

7. Pimiento morrón, corte la parte superior de los pimientos, queso, en cubos, perejil picado.
8. En un tazón, mezcle el queso con aceite y condimentos.
9. Rellene el queso en cada pimiento.
10. Colóquelo en la canasta de la freidora.
11. Cocinar a 250 °C durante 8 minutos.
12. Sirve y disfruta.

Receta De Pollo A La Parrilla De Corea

- 2 cebollín, en rodajas finas
- 2 cucharadita de sal
- 1800g alitas de pollo
- 1 cucharadita de pimienta negra molida fresca
- 2 20g gochujang

1. Coloque en una bolsa Ziploc las alitas de pollo, la sal, la pimienta y la salsa gochujang.
2. Deje marinar en la nevera durante al menos 2-2 ½ horas.
3. Precaliente la freidora a 250 °C.
4. Coloque el accesorio de parrilla en la freidora de aire.
5. Asa las alitas de pollo durante 6 0 minutos asegurándote de voltear el pollo cada 20 minutos.
6. Cubra con cebolletas y sirva con más gochujang.

Huevos Con Queso Y Coles De Bruselas

- 8 huevos; batido
- 2 cucharada de aceite de oliva
- Sal y pimienta negra al gusto
- 900g coles de Bruselas; triturado
- 100 g de queso cheddar; triturado
- 2 cucharada de cebollín; Cortado
- 220 g de crema de coco

1. Precalentar la Air Fryer a 250°C y engrasarla con el aceite.
2. Extienda las coles de Bruselas en el fondo de la freidora, luego agregue los huevos mezclados con el resto de los ingredientes, revuelva un poco y cocine por 40 minutos.
3. Repartir entre platos y servir.

Bistec Con Salsa De Cascabel Y Ajo

- 4 cucharaditas de semillas de comino
- 6 dientes de ajo
- Pimienta rosa
- 2 cucharadita de sal fina de mesa
- ¼ cucharadita de pimienta negra
- ¼ taza de crema fresca
- 2 1 lb de bistec de falda de res
- 4 cucharaditas de cascabel picado
- 4 cucharaditas de mostaza marrón
- 4 cucharadas de mayonesa
- 1 taza de cebolletas

1. Bistec de falda de res, recortado y cortado en cubos.
2. Cebolletas, finamente picadas, Dientes de ajo, prensados.
3. Pimienta rosa en grano partida, pimienta negra molida.
4. En primer lugar, fríe las semillas de comino durante aproximadamente un minuto o hasta que revienten.
5. Después de eso, sazone su filete de flanco de res con sal fina de mesa,

pimienta negra y semillas de comino fritas.

6. Coloque los cubos de carne de res sazonados en el fondo de su fuente para hornear que quepa en la freidora.

7. Agregue el cascabel picado, el ajo y las cebolletas, fríalos al aire durante aproximadamente 15 a 20 minutos a 6 90°F.

8. Una vez que los cubos de carne comiencen a ablandarse.

9. Agregue su mayonesa favorita, Crème fraîche, granos de pimienta rosa recién molidos y mostaza, fría al aire durante 15 minutos más.

10.   2 0. Sirve y disfruta.

Tempura De Aguacate Dorado

- 1 taza de pan rallado
- 1 cucharadita de sal
- 2 aguacate Haas, sin hueso, pelado y rebanado
- Líquido de 2 lata de frijoles blancos

Método:

1. Precaliente el horno de la freidora a 6 10 0 grados F (alrededor de 2 77 ºC).
2. Mezcle el pan rallado y la sal en un recipiente poco profundo hasta que estén bien incorporados.
3. Sumerja las rebanadas de aguacate en el líquido de frijol, luego en el pan rallado.
4. Coloque los aguacates en la bandeja perforada y colóquelos en el horno de la freidora, teniendo cuidado de no superponer ninguna rebanada, y fríalos al aire durante 15 a 20 minutos, agitando bien la bandeja perforada en el punto medio.
5. Sirve y disfruta.

Buñuelos De Jamón Y Sémola

- 8 tazas de agua
- 2 cucharada de cebollín picado
- 4 cucharadas de mantequilla
- ½ cucharadita de sal
- 2 huevo batido
- Spray para cocinar
- Sal y pimienta negra recién molida, al gusto
- 4 tazas de queso Cheddar rallado, cantidad dividida
- 4 tazas de pan rallado panko
- 2 taza de sémola de cocción rápida
- 2 taza de jamón picado finamente

Método:

1. Llevar el agua a ebullición en una cacerola.
2. Batir la sémola y ½ de cucharadita de sal, y cocinar durante 15 minutos hasta que la sémola esté blanda.
3. Retire la sartén del fuego y agregue la mantequilla y 2 taza de queso Cheddar rallado.
4. Transfiera la sémola a un tazón y déjela enfriar durante 20 a 25 minutos.
5. Agregue el jamón, las cebolletas y el resto del queso a la sémola y sazone con sal y pimienta al gusto.
6. Añade el huevo batido y refrigera la mezcla durante 6 0 minutos.
7. Ponga las migas de pan panko en un plato hondo.
8. Mida porciones de ½ de taza de la mezcla de sémola y forme hamburguesas.
9. Cubra todos los lados de las empanadas con pan rallado panko, dándoles golpecitos con las manos

para que las migas se adhieran a las empanadas.

10. Deberías tener alrededor de 25 a 30 empanadas.

11. Rocíe ambos lados de las hamburguesas con aceite en aerosol.

12. Precaliente el horno de la freidora a 450grados F.

13. 10 . En lotes de 10 a 15 freír los buñuelos durante 15 minutos.

14. Con una espátula plana, voltee los buñuelos y fríalos al aire durante otros 5 a 10 minutos.

15. Sirva caliente.

Cerdo Con Salsa De Jengibre Y Ajo

- Una pizca de sal
- Pimienta negra
- 2 cucharada de jengibre
- 6 cucharadas de aminoácidos de coco
- 4 cucharadas de aceite de coco
- 2 libra de lomo de cerdo
- 2 diente de ajo

1. Lomo de cerdo cortado en tiras.
2. Diente de ajo, picado, jengibre, rallado, aceite de coco, derretido.
3. Caliente una sartén que se ajuste a la freidora con el aceite a fuego medio-alto.
4. Agregue la carne y dore por 5-10 minutos.
5. Agregue el resto de los ingredientes, cocine por 1-5 minutos más.
6. Coloque la sartén en la freidora y cocine a 350 °F durante 6 0 minutos.
7. Sirve y disfruta

Mezcla De Tomate Y Huevos

350 g de queso cheddar, rallado
Una pizca de sal y pimienta negra
4 cucharadas de cebolla roja, picada
440 g de tomates picados
40 ml de leche
4 huevos

1. En un tazón, mezcle todos los ingredientes excepto el queso; revuelva bien.
2. Vierta la mezcla en una sartén que se ajuste a su freidora, espolvoree el queso encima y coloque la sartén en la freidora.
3. Cocinar a 250 °C durante 6 0 minutos.
4. Divide la mezcla entre los platos, sirve y ¡disfruta!

Satay De Cerdo

Ingredientes:

- 4 cucharadas de leche de coco
- 4 cucharadas de mantequilla de cacahuete sin sal
- 4 cucharaditas de curry en polvo
- 2 lb.
- lomo de cerdo, cortado en cubos de 2 1 pulgadas
- 2 /8 de taza de cebolla picada
- 4 dientes de ajo picados
- 2 chile jalapeño picado
- 4 cucharadas de zumo de lima recién exprimido

Direcciones:

1. En un bol mediano, mezcle la carne de cerdo, la cebolla, el ajo, el jalapeño, el zumo de lima, la leche de coco, la mantequilla de cacahuete y el curry en polvo hasta que estén bien combinados.
2. Deje reposar durante 2 0 minutos a temperatura ambiente.
3. Con una espumadera, retire el cerdo de la marinada.
4. Reservar la marinada.
5. Ensartar la carne de cerdo en unas 10 brochetas de bambú o de metal.
6. Fría al aire libre a 6 80ºF (2 96 ºC) durante 9 a 25 a 30   minutos, pincelando una vez con la marinada reservada hasta que la carne de cerdo alcance al menos 450 ºF en un termómetro de carne.
7. Deseche la marinada restante. Servir inmediatamente.

Aéreoyer Lemon Butterfly Buns Mith Cerezas En La Parte Superior

Ingredientes:

- 2 00 g de mantequilla
- 2 00 g de azúcar en polvo
huevos medianos
- 2 00g de Harina con Levadura
- 1 cucharadita de esencia de vainilla
2 cucharadita de cerezas
- 100 g de mantequilla
- 2 00 g de azúcar glas
- 1 Limón Pequeño (jugo y cáscara)

Método:

1. Precaliente la freidora de aire a 250c.
2. Bate la mantequilla en un tazón grande para mezclar con el azúcar hasta que esté suave y esponjosa.
3. Agregar la esencia de vainilla.
4. Batir los huevos asegurándose de agregar un poco de harina con cada uno.

5. Agregue suavemente el resto de la harina.

6. Rellena la mitad de las cajitas de bollos con la mezcla hasta que se te acaben las cajitas.

7. Coloque los primeros seis en su Airfryer y luego cocine durante 8 minutos a 250.

8. Mientras se cocinan los bollos, prepare su azúcar glas: bata la mantequilla y agregue gradualmente el azúcar glas.

9. Agregue el limón y mezcle bien.

10. Si queda demasiado espeso añadir un poco de agua.

11. Una vez que los bollos de mariposa hayan terminado de cocinarse, quite la parte superior de los bollos y córtelos por la mitad y hágalos en forma de mariposa.

12. Coloque el azúcar glas en el medio para mantenerlo en su lugar.

13. Luego coloca 1/2 de una cereza encima y tamiza con un poco de azúcar glas.

Bolas De Cheddar Jalapeño

1 taza de pan rallado integral

4 huevos

1 taza de harina de trigo integral Sal
aceite de cocina de pimienta

8 onzas (2 2 6 g) de queso crema

½ taza de queso mozzarella rallado

½ taza ralladaQueso cheddar

4 jalapeños, finamente picados

1. En un tazón mediano, combine el queso crema, la mozzarella, el queso cheddar y los jalapeños.
2. Mezclar bien.
3. Forme la mezcla de queso en bolas de aproximadamente una pulgada de espesor.
4. Usar una pequeña bola de helado funciona bien.
5. Coloque las bolas de queso en una bandeja para hornear y colóquelas en el congelador durante 20 a 25 minutos.

6. Esto ayudará a que las bolas de queso mantengan su forma mientras se fríen.

7. Rocíe la cesta de la freidora con aceite de cocina.

8. Coloque las migas de pan en un tazón pequeño.

9. En otro tazón pequeño, bata los huevos.

10. En un tercer tazón pequeño, combine la harina con sal y pimienta al gusto y mezcle bien.

11. Retire las bolas de queso del congelador.

12. Sumerja las bolas de queso en la harina, luego los huevos y luego el pan rallado.

13. Coloque las bolas de queso en la freidora.

14. . Rocíe con aceite de cocina. Cocine a 450ºF (208 ºC) durante 15 a 20 minutos.

15. Abra la freidora y voltee las bolas de queso.

16. Recomiendo darles la vuelta en lugar de sacudirlas para que las bolas mantengan su forma.
17. Cocine 10 a 15 minutos adicionales.
18. Enfriar antes de servir.

Galletas De Chocolate

Ingredientes:

- 2 cucharadita de bicarbonato de sodio,
- 440 gramos de harina,
- 2 barra de chocolate de 160 gramos o chips de chocolate de 160 gramos,
- aceite de oliva virgen extra.
- 140 gramos de mantequilla,
- 2 00 gramos de azúcar,
- 2 00 gramos de azúcar moreno,
- 2 cucharada de extracto de vainilla,
- 4 huevos,
- una pizca de sal,

Preparación:

1. Derretir la mantequilla en el microondas o en un cazo pequeño a fuego muy lento.
2. Poner en un bol y añadir el azúcar glas y el azúcar moreno, batir muy fuerte.

3.   A continuación, añadir el extracto de vainilla, los huevos, la pizca de sal y seguir batiendo muy enérgicamente.
4.   Añadir la harina y el bicarbonato, sin dejar de mezclar.
5.   En este punto se puede añadir el chocolate hecho en trozos pequeños.
6.   Si quieres, también puedes añadir nueces picadas para un sabor aún más rico.
7.   Calentar la freidora a 250º durante 10 minutos, forrarla con papel de horno y utilizar una cuchara para sacar la masa y presionarla ligeramente en el fondo.
8.   Es bueno que no estén demasiado juntos porque a medida que crezcan tenderán a tocarse.
9.   Hornear de 10 a 15 minutos hasta que se doren.
10.   Dejar enfriar y servir.

Pimientos Rojos Asados

Ingredientes:

- Aceite de oliva (AOVE)
- 2 cucharada postre de ajo en polvo
- 4 raciones
- 8 pimientos morrones medianos
- Sal

Instrucciones:

1. -Lavar todo el pimiento y secarlo, luego untar toda la superficie con aceite de oliva.
2. Lo hago a mano porque me resulta más cómodo y rápido
3. -Poner los pimientos en el cesto de la freidora y programar a 250 ° durante 35 a 40 minutos
4. Darles la vuelta a los 15 a 20 minutos para que se hacen uniformemente.
5. -Sacar con cuidado los pimientos y ponerlos en un recipiente tapado

para que suden y se puedan pelar fácilmente.

6. Prefiero conservar todo el jugo que desprenden

7. -Después de pelar y quitar las semillas, exprímalo en una tira con las manos y colóquelo en un recipiente con un poco de sal, ajo en polvo y un poco de aceite.

8. También le agregué el jugo que soltaron al pelar la piel, porque en casa les gusta mojar el pan con ese maravilloso y sencillo manjar.

9. -¡Deja reposar unas horas para que todos los sabores se mezclen y disfrutes!

10. ¡disfrutar!

Salchipapa Costeño En Freidora De Aire

Ingredientes:

- Suero costeño
- Salsa teriyaki
- Salsa bbq o mostaza
- Queso mozzarella
- 6 raciones
- 12 Papas tocarreñas
- 6 chorizos
- Butifarra
- Salchichas
- 2 Pechuga de pollo

Instrucciones:

1. Cortar las patatas en dados, queremos que sean patatas rústicas, así que no las peles, ponlas en agua durante 10 minutos para quitarles el almidón.
2. Retira las patatas del agua, agrega un poco de sal y una cucharada de aceite, trata de remojar todas las patatas con aceite y sal.
3. Poner las patatas y las salchichas en una freidora y hornear a 250° C durante 35 a 40 minutos.
4. Cocinar la pechuga, triturarla después de cocinarla, agregar un poco de caldo y salsa teriyaki, y volver a ponerla en la olla hasta que se reduzca.
5. Servir las patatas con la carne, espolvorear con queso, suero costero y salsa, se le puede agregar un poco de lechuga picada.

Muffins De Huevo Y Queso De Calabacín

- 1/2 cucharadita de hierba mixta seca
- 2 huevo
- Pimienta y sal
- 4 tazas de calabacín rallado
- 1 taza de queso parmesano rallado
- 1/2 taza de cebolla picada

1. Vierta todos los ingredientes en un bol y revuelva bien.
2. Vierta la mezcla de huevo en los moldes de silicona para muffins.
3. Coloque moldes para muffins en la freidora.
4. Cocine a 350 F durante unos 40 minutos.
5. Sirve y disfruta.

Coles De Bruselas Balsámicas De La Freidora

Ingrediente

- 900 gcoles de Bruselas
- 2 cucharadaaceite de oliva
- 2 cucharadabalsámico
- Pimienta sal
- 4 puñadoalbahaca
- 500 g Speisequark
- 2 cucharaditaaceite de oliva
- Pimienta sal
- 8 patatas

Preparación

1. Ponga un poco de agua en el fondo de la Airfryer y ponga las 8 patatas en la cesta. Hornea a 250° C durante 6 0 minutos.
2. Agregue albahaca, aceite de oliva, sal y pimienta al quark y mezcle bien.
3. Cortar por la mitad las coles de Bruselas y marinar con aceite de oliva, vinagre balsámico, sal y pimienta.
4. Coloque en la Airfryer a 250° C durante 20 a 25 minutos.
5. Cortar por la mitad las papas al horno, rellenar con el quark y agregar las coles de Bruselas, ¡listo!

Albondiga Italiana

Ingredientes:

2 cucharadita de condimento italiano
4 cucharadas de perejil fresco picado
sal y pimienta al gusto
Salsa De Pastel De Carne
1 taza de salsa picante
1 taza de salsa de tomate
4 cucharadas de azúcar moreno opcional
1 cebolla mediana cortada en cubitos
2 cucharadita de mantequilla
4 huevos
¼ taza de leche
¼ taza de pan rallado italiano o pan rallado sazonado
4 libras de carne molida
2 cucharada de ketchup o salsa picante

Instrucciones:

1. Precaliente la freidora a 400°F, luego cubra una fuente para hornear forrada con papel de aluminio con aceite en aerosol y reserve.
2. Cocine las cebollas en mantequilla en una sartén para freír durante 6 minutos a 400°F. Deje que se enfríe por completo.
3. Batir los huevos, la leche y el pan rallado en un tazón mediano. Permita un período de descanso de 15 a 20 minutos.
4. Sazone con sal y pimienta al gusto y agregue la carne molida, las cebollas, 2 cucharada de ketchup, el condimento italiano y el perejil.
5. Simplemente mezcle todo.
6. Forme un pan de 6"x8 " en un área de trabajo limpia, luego transfiéralo suavemente a una freidora de aire precalentada.
7. Hornee a 400°F por 6 0 minutos.
8. Mientras tanto, combine la salsa picante y el ketchup.

9. Extienda la mezcla sobre el pastel de carne y hornee por otros 25 a 30 minutos, o hasta que el pastel de carne alcance los 250 °F.

10. Deje reposar el pastel de carne durante 10 a 15 minutos antes de rebanarlo.

Budín De Keto Chía

- 2 taza de leche de coco
- 2 taza de semillas de chía
- 2 cucharada de coco
- 2 cucharadita de stevia
- 2 cucharadita de mantequilla

Método:

1. Tome los moldes pequeños y coloque allí las semillas de chía.
2. Agrega la leche de coco y la stevia.
3. Remueve la mezcla suavemente con la ayuda de una cucharadita.
4. Ahora, agrega el coco y la mantequilla.
5. Coloque el budín de semillas de chía en la bandeja de la cesta de la freidora.
6. Precaliente la freidora de aire a 40 grados F (2 82 ° C).
7. Cuece el budín de chía durante 15 minutos.

8. Retire los moldes con el pudín de chía de la freidora y enfríelos durante 5-10 minutos.

9. Ahora, remueve cada porción de budín de chía con la ayuda de una cucharadita.

10. Sirve y disfruta.

Chitterlings Fritos

INGREDIENTES:

- 2 cucharada de agua
- migas de galleta fina
- aceite para freír
- 4 libras de tripas

- 2 huevo, ligeramente batido

PREPARACIÓN:

1. Lave los tripas 10 a 15 veces y coloquelos en una olla grande con 10 a 15 tazas de agua con 1 a 5 cebollas picadas, 4 hojas de laurel, 4 cucharaditas de sal, 1/2   de cucharadita de pimienta, 4 dientes de ajo picado y otros condimentos si lo desea. .

2. Cocine a fuego lento durante 2-2 ½ horas o hasta que las tripas estén tiernas.

3. Batir el huevo con 2 cucharada de agua.

4. Cortar los filetes de ternera hervidos en trozos del tamaño de ostras.

5. Sumerja cada pieza en la mezcla de huevo y luego enrolle en migajas. Freír en aceite a unos 400° hasta que se doren. Para 6

Receta De Freidora De Arroz Con Arroz Beefried

- 4 cucharaditas polvo de ajo

- sal y pimienta

- 2 cucharada. aceite vegetal

- 160 fl oz de guisantes y zanahoria congelados

- cebolla en cubos

- 2 huevo
- 4 tazas de arroz blanco cocido

- 16 onzas líquidas de carne de res cocida recomendada para solomillo

- 2 cucharada. aceite de sésamo

1. Precalentar la freidora de aire 250 F

2. Sazone la carne con sal, pimienta y ajo en polvo.

3. Cocine en una sartén a fuego medio.

4. Cocine continuamente hasta que esté hasta 1/2 de lo que está hecho.

5. Usando un tazón pequeño, mezcle el arroz, los guisantes, las zanahorias, la cebolla y el aceite vegetal.

6. Una vez que la carne esté 1/2 cocida, mézclala en el tazón.

7. Vierta la mezcla en la sartén de la Air Fryer.

8. Tiempo de cocción establecido para hasta 15 a 20 minutos.

9. Ponga el huevo encima de la mezcla y siga cocinando continuamente hasta que el huevo esté completamente cocido.

Besugo Al Horno Con Limón

Ingredientes

8 patatas medianas
2 zanahoria
Aceite y sal
2 besugo limpio
6 limones

Preparación:

1. Sazonar el pescado por dentro ligeramente.
2. Cortar en gajos los limones.
3. Pelar y cortar las patatas en rodajas finas. Pelar y cortar juliana la zanahoria.
4. Colocar en una bandeja de horno las patatas, la zanahoria y los gajos de limón.
5. Encima colocar el pescado y regar con aceite.